AF500633

Tb 64
289.

Dr GOYARD

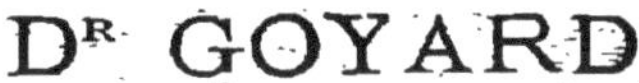

LE MAGNÉTISME CONTEMPORAIN

ET

LA MÉDECINE PRATIQUE

DEUX DISCOURS

A

La Société de Thérapeutique dosimétrique de Paris

PRIX : 1 fr. 25 c.

Chez Georges CARRÉ

58, rue Saint-André-des-Arts

1888

LE MAGNÉTISME CONTEMPORAIN

ET

LA MÉDECINE PRATIQUE

Dr GOYARD

LE MAGNÉTISME CONTEMPORAIN

ET

LA MÉDECINE PRATIQUE

DEUX DISCOURS

A

La Société de Thérapeutique dosimétrique de Paris

PRIX : 1 fr. 25 c.

Chez GEORGES CARRÉ
58, rue Saint-André-des-Arts

1888

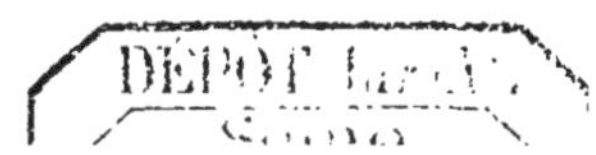

LE MAGNÉTISME CONTEMPORAIN

ET LA

MÉDECINE PRATIQUE

Messieurs,

Cette branche de la science qu'on appelle aujourd'hui magnétisme et mesmérisme, ou bien encore hypnotisme et braidisme, est ramenée en ce moment devant l'attention publique. Nous ne saurions nous désintéresser de son étude, pas plus que de tous les travaux de quelque nature qu'ils soient, où la thérapeutique peut puiser des ressources.

Fortune du magnétisme. — Le magnétisme s'est souvent offert à la pratique de notre art dans le cours des âges, et n'a jamais pu s'implanter solidement dans les mœurs. Ses aspects séduisants et merveilleux subjuguent d'abord l'imagination ; puis, en présence des difficultés et des équivoques de la mise en œuvre, il retombe peu à peu dans l'oubli. Alors, par le juste retour des choses d'ici bas, l'enthousiasme se change en mépris, jusqu'à ce qu'à force d'humiliations et de dédains, le déshérité ait de nouveau reconquis des droits au sérieux intérêt de la science.

Antiquité. — Déjà dans les plus anciennes traditions, la médecine était considérée sous trois faces : l'Avesta qui réprésente une de ses premières littératures, divise la thérapeutique en trois sections : *le couteau, les herbes et le Mânthra* ou conjurations magiques. Nous disons aujourd'hui : chirurgie, médecine et magnétisme.

Caractère spécial. — Dès l'origine, cette troisième branche de la thérapeutique est restée occulte. La raison en est qu'elle renferme des secrets trop redoutables, et surtout des secrets qui, entre les mains de l'homme imparfait que nous sommes, seraient beaucoup plus puissants pour le mal que pour le bien.

Voilà le point de vue qui a dominé dans cette science particulière, et qui dominera sans doute longtemps encore. Derrière les bagatelles qui éveillent la curiosité, le vrai savant découvre bientôt des abîmes, et la conclusion qui s'impose est celle-ci : l'homme qui pénètre jusqu'au fond de ce sanctuaire doit être pur.

Que la civilisation fasse d'abord la pureté, c'est-à-dire apprenne à l'homme à dominer ses sens, et toutes les barrières tomberont.

Notre époque n'a pas la naïveté ni la fatuité de se croire si avancée dans la voie de la perfection; par conséquent, les forces occultes de la nature ne lui seront pas encore livrées. Ce qu'elle pourra en détacher par les procédés ordinaires d'investigation scientifique, sera bien peu de chose. Si du moins elle fait un bon usage de ce qu'elle saura conquérir, nous y applaudirons avec l'enthousiasme de tout sincère ami du progrès.

I

LA DOCTRINE

Retour de l'idée spiritualiste. — Ce qui frappe le plus aujourd'hui dans la reprise de cette étude des phénomènes dits magnétiques, c'est la signification générale qu'on doit en tirer. On peut dire, suivant l'expression antique, que c'est un signe des temps.

En effet, la vie de l'humanité est une oscillation perpétuelle; c'est bien la roue mythologique qui ne s'arrête jamais, de sorte que ce qui est en bas s'apprête fatalement à remonter vers le haut et réciproquement.

Or, depuis près d'un demi-siècle, les doctrines matérialistes règnent en souveraines maîtresses; partout, dans la philosophie, dans l'art, dans la littérature, dans la science, dans la politique, elles ont imprimé leur sceau sur la dernière moitié de ce siècle. Et, pour le dire en passant, si elles n'ont rien produit de grand, elles ont du moins fabriqué de l'utile; elles ont développé les germes nés de l'époque précédente; et nous avons assisté à la vigoureuse expansion de toutes les sociétés de l'Occident.

Eh bien! depuis quelques années, un mouvement spiritualiste se dessine peu à peu. D'abord confus et vague, il apparait en Amérique, cette terre classique de la vie réaliste; et il semble que les jeunes sociétés du nouveau continent, après tant d'efforts glorieux contre les résistances du sol et les éléments physiques, veuillent conquérir aussi de haute lutte les éléments invisibles de la nature (1).

Spiritualisme scientifique. — Aujourd'hui la même tendance s'affirme partout; et sa marche est d'autant plus fatale, qu'elle est la suite naturelle des travaux scientifiques déjà vulgarisés L'étude des lois de la chaleur a donné la machine à vapeur; l'électricité, asservie à son tour à nos besoins, a donné le télégraphe. Et nous voulons maintenant nous mesurer, à l'aide de nos méthodes modernes, avec cette force plus subtile et plus haute désignée sous le nom de magnétisme.

(4) Récente machine de force de *Keely*, basée sur l'appel de la force éthérique au moyen des vibrations sonores.

Cette tâche est difficile et lente plus qu'aucune autre ; nous avons dit combien la main de l'homme est hésitante à soulever le voile sacré d'Isis. Jusqu'à présent nous ne sommes pas plus loin que nos devanciers ; les résultats, qu'on nous offre comme nouveaux, ne sont que des faits anciens, dont les qualificatifs seuls ont changé. La mise en scène est inédite ; la pièce elle-même est connue.

Le magnétisme dans l'Université. — Ce qui actuellement intéresse d'une façon toute particulière, c'est l'attention que les phénomènes magnétiques ont éveillé chez le monde savant, et j'entends le monde officiel, matérialiste comme l'époque que nous venons de traverser, et voué par prérogative d'emploi à la conservation du matérialisme.

C'est un spectacle vraiment curieux que la rencontre des deux doctrines, sur le terrain si mouvant et si fécond en surprises du magnétisme. Il nous faut ici définir ce choc qui n'est rien moins qu'une fusion, et montrer que les adversaires n'ont encore rien abandonné de leurs opinions respectives.

Remarquons d'abord que c'est la science médicale qui la première sert de champ clos. La philosophie elle-même ne s'est pas encore sérieusement ébranlée; et partout ailleurs on est loin d'en venir aux prises.

C'est en effet sous forme de guérisons incontestables que les travaux spiritualistes ont tout d'abord apporté des résultats pratiques et des phénomènes inexplicables par les lois physico-chimiques connues. Voilà donc la médecine directement provoquée : des faits thérapeutiques prouvent l'existence d'un fluide ou d'une force superorganique. Dès lors que devient la doctrine des atómes, que devient la grande école régnante, qui se résume dans la célèbre formule : « Donnez-nous des atómes, et nous expliquerons l'univers. »?

Adoption de Braid par l'École. — Les représentants attitrés de l'art de guérir, ainsi mis en demeure, ont subi sans mot dire, suivant leur coutume, la pression du mouvement de l'opinion. Pendant longtemps, pendant des années, ils ont gardé le silence, dédaigneusement disent les uns; stoïquement, disent les autres. En tous cas, c'était bien là : « de Conrard le silence prudent. »

Puis un jour, l'un de ces représentants officiels de la science médicale, et non l'un des moins autorisés, a eu tout d'un coup une idée qu'il a crue lumineuse, et propre à raffermir pour longtemps les bons principes. Il a eu l'idée simple et ingénieuse de ressusciter Braid, dont l'œuvre était trop oubliée, et d'opposer cette œuvre à celle de Mesmer.

C'était un nouvel horizon ouvert à l'activité des jeunes savants orthodoxes ; leur armée disciplinée et supérieurement outillée, ne pouvait manquer d'écraser toute résistance spiritualiste pure, et le vaisseau un instant ballotté de l'organicisme médical, devait s'élancer sans entrave vers de nouvelles et brillantes destinées.

La démonstration qu'ils ont donnée présente en effet quelque chance de convaincre les esprits superficiels ou favorablement prévenus : les spiritualistes prétendent que le somnambulisme est produit par un fluide venant de l'opérateur, et mettant en mouvement celui du sujet. Or, on peut supprimer l'opérateur, supprimer tout apport extérieur; le sujet tombe en somnambulisme par la seule excitation du nerf optique (Braid), ou du nerf auditif (Charcot); donc le somnambulisme n'est que l'expression d'une propriété organique; c'est un phénomène nerveux pur et simple et même le plus souvent pathologique.

La fibre nerveuse étant ainsi réhabilitée, on peut lui faire jouer tous les rôles ; et dès lors les manifestations des forces superorganiques ne sont plus faites pour embarrasser personne. Ce sont des phénomènes produits exclusivement par l'activité du tissu ; et l'on peut répéter mieux que jamais : « Nous avons des atomes, ils nous suffisent pour expliquer l'univers. »

Voilà l'état actuel de la question ; l'école organicienne a livré sa bataille et couche sur ses positions. Mais pour le spectateur impartial, et qui voit les choses dans leur ensemble, elle n'a fait rien de plus qu'un jeu de mots ; elle a réalisé, si l'on veut, un tour de force, celui de se lancer à corps perdu dans les études spiritualistes tout en restant matérialiste, de faire du mesmérisme en reniant Mesmer et lui opposant Braid, enfin de sacrer reine la cellule, tout en l'assujétissant à la force. Ce sont là jeux de savants, plus propres à émerveiller la foule qu'à servir la cause de la vérité.

Cette vérité qui nous importe à nous médecins, plus qu'à tout autre observateur, est toujours très loin de l'exclusivisme absolu et de la négation systématique.

La force vitale. — Pour juger sainement toutes ces controverses, il faut considérer le fait principal qui nous entoure, et avec lequel le médecin praticien spécialement doit compter chaque jour ; ce fait c'est la force vitale. Celle-ci, c'est elle-même la manifestation dans l'homme de la force universelle, de cette force définie par tous les sages et tous les vrais savants comme le commencement et la fin de toutes choses ; et il est si facile de comprendre la production des diverses modalités de cette force universelle et supérieure, que cette base même de toutes les lois naturelles ne devrait jamais être discutée.

La vie manifestée. — La vie, quand elle se répand, est double ; elle est active et passive. Tantôt l'activité l'emporte, tantôt c'est la passivité, et il en résulte un produit. Il n'existe pas de phénomènes sensibles ou cachés qui ne rentrent dans ces trois ordres de faits.

Or, qu'est-ce que la matière ? C'est simplement la suprématie de la passivité. Qu'est-ce que la force proprement dite ? C'est la suprématie de l'activité. La matière et la force existent donc aussi bien l'une que l'autre, et vouloir nier la force parce qu'elle n'est pas faite à la mesure de nos perceptions sensorielles, c'est comme si l'habitant du pôle austral de la terre niait l'existence du pôle boréal de sa planète.

Les modalités de la force. — Mais si la matière a des modalités, la force n'en a pas moins, puisque l'une et l'autre traduisent la variété infinie de la nature. Nous pouvons à peine comptre les modalités de la matière, et nous ne voudrions pas admettre que la force, elle aussi, se détermine dans des états définis multiples! Cependant quelques-uns de ces états, les plus grossiers, nous sont révélés directement par nos sens, tels que la chaleur, la lumière, l'électricité, le magnétisme terrestre. Nous apprécions aisément ces états impondérables de la substance de l'univers; mais les autres forces plus subtiles encore, plus loin de nos sens, sont cependant évidentes aussi, sinon par la perception directe, du moins par leurs effets. Pourquoi donc les nier systématiquement, pourquoi nous décerner un brevet d'ignorance et d'obscurantisme? Quel est donc ce positivisme, véritable mysticisme de la science, qui veut mettre en principe des barrières à notre savoir; qui s'ingénie à nous renfermer dans des explications puériles ou pédantes, quand il est si viril et si humain de dire : nous ne savons pas encore, mais nous cherchons.

La modalité dite magnétique. — Eh bien! au delà du magnétisme terrestre, que nous manions pour notre usage, dont nous faisons des boussoles et des aimants, au delà de cette force déjà très subtile, il est bien vrai que nous savons peu de chose, mais nous cherchons. Nous cherchons, et voilà que nous avons rencontré sur notre route une force, qui est à l'homme ce que le magnétisme terrestre est à notre globe. Cette force a été appelée aussi magnétisme, quoiqu'elle soit très différente (mais la désignation en elle-même est un fait secondaire). Ce qui nous importe, c'est de constater l'existence de cette force par ses effets, et de l'étudier par ses analogies et ses résultats. Dans ces conditions, nous pouvons poursuivre nos recherches avec calme, avec confiance et avec obstination ; nous savons que nous allons vers un but défini, que nous tendons à reculer devant nous les limites de l'objectivité.

La science et le savant. — Voilà la véritable marche de la science : après avoir étudié les modalités de la matière, elle doit étudier les modalités de la force. Jamais on ne peut demander qu'elle reste emprisonnée dans des procédés d'investigation exclusifs. Le devoir qui s'impose dans ces hautes régions, ce n'est pas d'assigner la limite du savoir humain, car cette limite peut être reculée pour ainsi dire jusqu'à l'infini ; le devoir du savant est ici tout autre, c'est de faire un noble usage de ses conquêtes sur la nature, et de ne former que des disciples dignes de lui.

La science et le médecin. — Quant à nous, médecins praticiens, notre place est partout ; pour nous, jamais la science n'ira trop loin, tant que nous resterons dans notre tâche, qui est de guérir, et que nous utiliserons toutes nos connaissances dans ce but.

Aussi nous mesurons la valeur d'une doctrine aux avantages qu'elle apporte au malade ; et par là nous avons une méthode sûre qui nous guide mieux que toute autre vers la complète vérité.

La querelle éternelle entre le spiritualisme et le matérialisme — qui représentent en somme le pôle positif et le pôle négatif de la pensée humaine — cette antique dispute nous tient attentifs non pour décerner la palme, mais pour tirer de l'un et de l'autre adversaires le bien qu'ils peuvent apporter à la santé publique.

Le médecin ne peut être inféodé exclusivement ni à un système ni à un autre ; aussi l'école actuelle qui lui enseigne à ne voir que *la matière* sans *la force*, manque à son mandat naturel ; et de même y manquerait l'école, qui négligerait l'étude de la matière, au bénéfice de celle de la force.

Réalisation des idées. — Le mouvement scientifique et philosophique qui se développe, proclamera de nouveau cette vérité ; et la gloire sera pour ceux qui auront l'énergie de l'implanter dans la pratique, au bénéfice de tous.

Déjà l'école dosimétrique a marché dans cette voie, et pour ainsi dire devancé le temps ; car ce qui la caractérise, c'est précisément d'avoir réalisé les idées par des actes, et d'avoir donné de la vie réelle aux acquisitions récentes de la science. Elle y a réussi, parce que loin d'être exclusive en faveur de l'une des deux grandes modalités de la vie, elle a fait à chacune la juste part qui lui revient. L'école moderne n'observe que la cellule anatomique ou l'organe, et enseigne que tout en dépend. Notre maitre, le docteur Burggraeve, est venu dire : Il n'y a pas que l'organe sur lequel il faille agir, il y a aussi la fonction; et le premier il a prouvé cette parole par des faits.

La double pathologie. — Oui, il y a l'organe et il y a la fonction; et la perturbation pathologique vient tantôt de l'un, tantôt de l'autre. Mais que le mal vienne de l'un ou de l'autre, il n'est pas seulement matériel, il est aussi vital; il n'y a pas que des produits pathologiques matériels et tangibles, il y a aussi des produits pathologiques vitaux et intangibles; en un mot, il y a la cellule morbide, mais il y a aussi ce que l'on peut appeler : *l'atmosphère morbide.*

C'est ce mal *invisible* que nous devons surtout *voir*, car c'est lui qui est prépondérant, c'est le plus dangereux et le plus tenace. Quand cette atmosphère morbide a pu se former entièrement, c'est un être réel, c'est comme une larve destructive qui désorganise peu à peu le tissu. C'est pourquoi l'effort principal du médecin doit tendre à entraver cette formation. Et si nous remportons d'aussi faciles et remarquables succès en dosimétrie, c'est que nous nous appliquons surtout à combattre la condensation de l'atmosphère morbide, en traitant aussitôt que possible la perturbation fonctionnelle. Ce mal vital n'est pas subjectif mais objectif; si nos sens étaient assez affinés, nous pourrions le voir ou le toucher; et ceux qui dédaignent *la médecine des symptômes*, le laissent inconsciemment croître et se fortifier.

Dégageons donc ce point fondamental, qui va nous permettre de comprendre le mécanisme général de la thérapeutique, et d'assigner leur place respective, d'une part à la *matière médicale*, et de l'autre aux *moyens magnétiques*.

La double physiologie. — Nos organes et jusqu'à la dernière de nos cellules sont doubles : il y a la substance qui se voit, qui se touche, qui se pèse, qui est la manifestation passive ou négative de l'unité vitale; et puis il y a la force qui pénètre la substance, qui ne se voit pas, qui ne se touche pas, qui ne se pèse pas, et qui représente la manifestation active ou positive de la même unité vitale. C'est comme le signe et l'idée, le livre matériel et la manifestation spirituelle qu'il renferme.

La double thérapeutique. — La matière et la force sont en perpétuel échange l'une avec l'autre; par conséquent, le médecin peut modifier la force en agissant sur la substance, et modifier la substance en agissant sur la force.

Les moyens habituels pour agir sur la substance sont tirés de la matière médicale; les moyens directs d'agir sur la force sont les moyens dits magnétiques.

Voilà les faits élémentaires d'où il faut partir si l'on veut savoir où l'on va, et ce que l'on fait en médecine; si l'on a l'ambition de voir clair dans ses actes, de rompre avec l'empirisme omnipotent; si, en un mot, on ne veut pas ressembler au singe de la fable dont on disait : « Il avait oublié d'allumer sa lanterne. »

Rien n'est plus intéressant, surtout pour le médecin dosimètre, que ce point de vue initial; car la première conséquence qui en découle est d'affirmer le progrès immense réalisé en thérapeutique par la vulgarisation des alcaloïdes.

Emploi dosimétrique de la matière médicale. — La matière médicale abonde en instruments grossiers et imparfaits, qui actionnent malaisément la substance, presque sans bénéfice pour la force. Seuls, les principes essentialisés peuvent exciter puissamment la cellule, pour lui faire produire en abondance la force vitale normale, que le processus morbide a épuisée et remplacée. Avec les agents les plus affinés, on peut même agir directement sur la force, et on le fera d'autant mieux que l'agent deviendra plus subtil encore.

C'est ainsi que, grâce à la méthode qui nous permet d'administrer avec toute la délicatesse voulue les médicaments essentialisés, au lieu de produire l'exhaustion (ou l'inhibition comme on dit aujourd'hui) de la force organique emmagasinée, nous l'augmentons et nous l'épurons. Si ces agents de reconstitution de la vie normale sont si précieux, c'est parce qu'ils sont maniables et aussi abondants qu'il en est besoin. Il est vrai que l'action que nous développons ainsi, doit passer par l'étroit défilé de la cellule; c'est un chemin détourné et relativement long; mais c'est un chemin ouvert à tous et toujours libre.

Emploi raisonné du magnétisme.—Les moyens magnétiques prennent pour ainsi dire le sujet par l'autre bout, c'est-à-dire qu'ils agissent directement sur la force vitale.

Ici que voyons-nous? Une impulsion immédiate et puissante, mais une mise en œuvre malaisée et le plus souvent impossible.

Le sujet magnétisé subit une sorte de *déligation* de la force vitale organique, qui devient libre et indépendante de son substratum habituel. Cette force libre peut être dirigée par un opérateur qui s'en est emparé au moyen de l'action supérieure de sa volonté. Mais c'est là que commence la difficulté ; car étant donnée une force vitale morbide, comme on ne s'adresse plus à la cellule organique pour en fabriquer une saine, il faut prendre les éléments de reconstitution dans la force vitale générale ou cosmique.

L'opérateur. — Celui qui peut s'emparer de la force vitale de la nature et l'approprier à l'organisme d'un malade est évidemment tout puissant pour chasser la maladie et renouveler les fonctions. Mais qui est cet homme-là?

Depuis Paracelse, nous n'en connaissons plus.

C'est toujours un homme rare que celui qui peut se vanter de posséder un levier pour soulever les forces superorganiques et une main habile à les pétrir. Et quel est celui qui, en affrontant ces forces libres, a toujours été capable de les maîtriser, sans en devenir plus ou moins le jouet ou la victime?

Le sujet. — L'étrangeté des phénomènes présentés si souvent par les sujets magnétisés ne prouve rien moins que la capacité de l'opérateur ; elle prouve au contraire sa faiblesse, c'est-à-dire son impuissance à gouverner la force vitale libérée de ses liens organiques. Ce n'est que lorsque le sujet est parfaitement entraîné, et tout spécialement passif, que l'opérateur peut garder son rôle actif par sa volonté maîtresse; et encore ne faut-il pas que l'expérience se prolonge beaucoup, sans quoi à des désordres s'ajoutent des révoltes, et les rôles peuvent même devenir intervertis.

La cure. — Mais de ces expériences quelles qu'elles soient, à l'action thérapeutique, il y a loin; nous ne sommes pas encore là dans les procédés curatifs; et même il faut se garder avec soin de ce qu'on appelle : des phénomènes, lorsque l'on veut soulager un malade.

Pour guérir avec les moyens magnétiques *qui sont à notre portée*, deux conditions sont tout d'abord essentielles : le choix du sujet et le choix de la maladie.

Tous les sujets sont susceptibles d'éprouver plus ou moins l'action magnétique; mais il n'en est qu'un petit nombre chez lesquels de sérieux résultats thérapeutiques puissent être obtenus.

Quant à la nature de la maladie, toutes les fois que la force vitale seule est malade, ou bien quand elle est principalement atteinte, le magnétisme pourrait avoir une action curative prépondérante. Seulement, eu égard à l'incertitude et à la faiblesse des moyens actuellement connus, on ne peut réaliser de véritables cures magnétiques que dans quelques états morbides spéciaux.

Procédés différents pour le même but. — Malgré les travaux des nombreux médecins et des professeurs de l'Université, qui se sont récemment consacrés à la thérapeutique magnétique, il ne s'est encore produit aucune doctrine sérieuse et soutenable.

La substitution du braidisme au mesmérisme, pour porter atteinte à l'école spiritualiste, n'est pas une conception qui soit recommandable. Nous avons dit qu'il n'y a là qu'un jeu de mots, un tour de force de savants, qui jonglent avec des idées et des faits, et les brouillent aux yeux du public. Ce n'est pas là de la gravité, mais bien de l'espièglerie scientifique; et l'on peut vraiment se demander dans quel sens l'école travaille, si c'est pour ou contre le magnétisme.

Il y a l'être vital, et l'être matériel : Mesmer opérait la déligation des deux individus par le moyen d'un courant électrique, Braid par la tension violente du nerf optique du sujet; la plupart des magnétiseurs l'obtiennent par l'action catalytique du corps de l'opérateur lui-même. Ce sont là des procédés différents pour produire le même fait. Les procédés mis en usage ne se bornent pas à ceux-là ; ils sont très nombreux. On peut presque dire que chaque opérateur a le sien, c'est-à-dire celui qui lui est le plus commode et qui lui réussit le mieux : Le plus simple et le plus rapide et en même temps le plus puissant c'est l'action de la volonté. Chez les sujets suffisamment sensibles et préparés, ce procédé touche au merveilleux, car il est instantané, et sans le moindre fait visible qui révèle sa mise en œuvre.

La volonté et la pratique braidiste. — La volonté est le véritable levier des actes magnétiques ; c'est elle qui, une fois développée par une éducation spéciale, constitue l'opérateur. C'est pour cela que nos modernes braidistes ne seront jamais de vrais magnétiseurs ; car ils ne savent pas donner à la volonté son véritable rôle. Comme les phénomènes, suivant eux, se produisent par une excitation organique autochthone sans apport étranger, l'opérateur ne s'appuie pas sur l'action de commandement comme sur un principe, et il se prive ainsi de la principale ressource de l'art magnétique. Toutefois les braidistes eux aussi, s'en servent forcément de cette volonté nécessaire, mais ils s'en servent plus ou moins inconsciemment. De même qu'ils se servent de la force libre tout en la niant, ils actionnent leur sujet tout en prétendant se borner à l'observer.

Ce n'est pas avec de telles inconséquences qu'on fonde une doctrine; aussi en pénétrant dans l'école, le magnétisme a-t-il perdu une partie de la simplicité d'action qui était sa meilleure sauvegarde, et dont ses représentants les plus anciens et les plus autorisés s'efforçaient de conserver la tradition. Le manque d'une base solide pour édifier les idées et classer les faits, la multiplicité et le décousu des travaux d'observation, ont imprimé aux recherches de l'école un caractère de confusion et de tâtonnement, qui est plus propre à égarer l'esprit qu'à le guider.

Incertitude d'action. — Cette antique science du magnétisme en pénétrant dans le domaine public, et même dans le sanctuaire de l'université, n'a donc pu quitter encore son état rudimentaire.

En réalité le magnétiseur ne sait jamais ce

qu'il doit faire pour guérir un malade qui se confie à ses soins — à moins qu'il ne s'agisse d'actions très secondaires.

Et cela est si vrai et si évident, que le véritable procédé consiste à se servir de la lucidité du patient, et à lui demander à lui-même la marche à suivre pour sa propre guérison. Quand cette lucidité n'existe pas, les plus prudents des opérateurs se bornent à pratiquer simplement la déligation des forces vitales du malade, par un courant de volonté aussi *sympathique* que possible. C'est même là toute la méthode et à peu près toute la science des meilleurs magnétiseurs, des plus vieux et des plus expérimentés.

Vitalisme physiologique. — Nous avons tenu à donner cet aperçu théorique sur cette intéressante question, parce qu'il nous semble que ce qui manque le plus au magnétisme, c'est une base scientifique. Cette base, il peut la trouver dans le vitalisme physiologique, ou l'étude raisonnée des forces vitales. Celles-ci doivent être observées et décrites, comme on l'a fait successivement pour les diverses modalités de la substance organique. Mais ici les procédés changent, car l'appréciation des sens ou des instruments est insuffisante. La méthode d'investigation à employer est celle qui se base sur l'analogie, les effets et la vue intérieure. Il est probable qu'elle ne sera jamais à la portée que du petit nombre.

Nous allons maintenant examiner la mise en pratique du *magnétisme*, et définir le territoire thérapeutique qui lui est propre. Là, il peut rendre de réels services; mais à la condition de ne pas détourner sans objet l'attention du médecin, en empiétant sur le domaine de la *matière médicale*.

II

LA PRATIQUE

Nous n'avons pas l'intention d'énumérer les diverses maladies où le magnétisme a compté des succès. Dans ces courtes réflexions, nous pensons qu'il est plus important d'envisager la question à un point de vue général.

Le médecin praticien n'a pas simplement à juger ce que le magnétisme peut faire ; sa première préoccupation est le choix judicieux entre toutes les méthodes de traitement, pour le plus grand profit du malade. Ce qu'il cherche, c'est à réaliser le plus grand nombre de cures dans le milieu où il exerce ; en d'autres termes, c'est à faire autour de lui le plus de bien possible.

Le médecin ne s'appartient pas ; il est l'homme de la foule, le gardien de la santé de deux, trois ou même quatre mille personnes. Devant cette tâche immense, et en présence de ce principe primordial, qui consiste à tirer le meilleur parti d'un temps trop court et de forces nécessairement limitées, on comprend de prime abord que le magnétisme ne peut être pour lui qu'un moyen de luxe.

Mais la réalité a des rigueurs dont l'enthousiasme ne s'accommode pas toujours; loin de voir les difficultés d'exécution, les partisans du magnétisme rêvent, au contraire, par son moyen, la vulgarisation de la thérapeutique. C'est un noble rêve, mais depuis bien longtemps commencé...

Il y a aujourd'hui plus d'un siècle que Mesmer a résumé la doctrine du magnétisme thérapeutique dans cet axiome :

La nature a mis à la portée de chacun un spécifique contre tous les maux ; c'est le fluide magnétique.

Pourquoi donc, depuis un siècle, la thérapeutique magnétique reste-t-elle toujours à l'état d'exception? Pourquoi tant d'espoir et si peu de résultat? C'est qu'en cette matière plus qu'en toute autre, on mesure une grande distance entre le principe et l'application; c'est que — comme disait la grande Catherine de Russie — « il est plus facile d'écrire sur le papier que sur la peau humaine. »

S'il est si simple de guérir tous les maux, comment leur innombrable foule s'accroît-elle chaque jour? Et si tout homme peut guérir son semblable, comment l'enfant qui a un père peut-il jamais être malade; comment l'ami, le bienfaiteur, peut-il jamais manquer du secours qui le sauverait?

Depuis un siècle les magnétiseurs se grisent avec ce mot de Mesmer, et l'idée trop consolante qu'il exprime. C'est une illusion qui leur est chère, et que pour leur satisfaction ils peuvent garder, car elle constitue la principale compensation à beaucoup de déceptions et de fatigues.

A notre sens, le magnétisme depuis Mesmer, s'est placé sur un terrain fâcheux, car il affiche trop souvent la prétention de supprimer d'un mot toute la médecine hippocratique, c'est-à-dire toute la matière médicale C'est ainsi que nous entendons des gens qui vont, répétant « que la médecine est impuissante, qu'elle ne fait pas de progrès... »

Certes, la médecine n'est pas parfaite, et l'on a pu déplorer longtemps la lenteur de son évolution. Mais, depuis quinze ans, quel démenti glorieux n'est-elle pas venu donner à ses détracteurs systématiques? A quelle époque de l'histoire a-t-on vu un progrès aussi considérable et aussi sûr que la jugulation des maladies aiguës.

Qu'on n'accuse donc pas la science, car la science a marché; nous sommes devenus riches non pas seulement par des découvertes de laboratoire, ou des travaux de cabinet propres à meubler les bibliothèques, mais par des moyens pratiques, commodes, puissants et souvent héroïques. Mais ce qu'il faut regretter, c'est que ces grandes acquisitions restent à l'état de lettre morte pour un très grand nombre, et qu'on puisse dire qu'aujourd'hui, pour arrêter la plupart des brigandages commis par la mort au milieu de nous, on manque non de la force nécessaire, mais simplement de la volonté d'agir.

Le grand champ de bataille de la médecine est celui des maladies aiguës; c'est là qu'on peut mesurer la puissance de l'art, et rendre les plus grands services. Aussi la médication de ces maladies sera-t-elle toujours l'objectif principal de tous ceux qui ont la charge de la santé publique. Le praticien ne peut se considérer comme digne de la confiance du malade, que lorsqu'il s'est d'abord assimilé toute la méthode à l'aide de laquelle il peut combattre victorieusement ces maladies de tous les jours et de tous les pays.

C'est là la base de la thérapeutique, et c'est le point capital de l'éducation du médecin et de l'exercice de la profession.

Une fois que l'on s'est rendu maître des moyens qui permettent de refouler la marche des maladies effervescentes, on n'en est que mieux disposé à faire bénéficier le malade de toutes les ressources possibles de la science; car le rôle de guérisseur est devenu plus qu'un devoir, il est une habitude, un besoin, un entraînement.

Pour notre compte, dès les premières années de notre pratique médicale, nous avons tenu à étudier le magnétisme. Nous l'avons considéré comme une branche spéciale dans l'art de guérir, et nous en avons pris possession au même titre que des divers autres procédés particuliers de la thérapeutique, c'est-à-dire l'hydrothérapie, la cure électrique, diététique, thermale, etc.

Le meilleur moyen d'apprendre le magnétisme, c'est de le pratiquer; on le juge alors en toute connaissance de cause et, au bout de quelques mois, on est fixé sur la place qu'on lui réservera dans la pratique journalière.

L'important, pour celui qui possède plusieurs armes, étant de se servir de la meilleure ou de la plus commode, ce sont leurs qualités relatives qu'il faut tout d'abord distinguer. Nous nous contenterons de rapporter ici quelques cas pouvant servir de types et de termes de comparaison.

Cas anodins. — Une jeune dame de vingt-six ans vint nous consulter pour une gastralgie de nature arthritique, qui provoquait d'assez violentes crises douloureuses, principalement après les repas. Au moment même de la consultation, elle souffrait violemment; nous approchâmes la main à une courte distance du creux épigastrique, les doigts étant réunis en pointe, et au bout d'une à deux minutes la douleur commençait à diminuer; après quelques autres minutes la malade s'était endormie. L'ayant réveillée au bout de peu d'instants, toute trace de gastralgie avait disparu.

Pendant ce court sommeil nous avions pu aisément nous convaincre que le hasard nous avait amené une de ces individualités rares, chez lesquelles le dédoublement de la personnalité est facile et parfait. Le sommeil de cette personne était silencieux comme un recueillement, et l'état de somnambulisme ou de dédoublement était si complet, qu'elle répondait sans effort aux questions les plus difficiles, et donnait d'emblée des preuves extraordinaires du don de lucidité.

C'eût été un bien remarquable *sujet;* c'était, à n'en pas douter, une de ces natures exceptionnelles qui peuvent faire la fortune d'un magnétiseur, et à la recherche desquelles tant de gens se sont lancés aujourd'hui avec une véritable frénésie.

Nous n'avions d'autre but que d'éprouver les effets du traitement magnétique; et comme le cas était des plus favorables, nous pensâmes qu'il serait facile de combattre à distance la crise de gastralgie qui suivrait sans doute le repas du soir. Nous donnâmes donc à la malade une petite fiole de cinquante à soixante grammes d'eau pure magnétisée sur l'heure, en lui prescrivant, sans autre explication, de boire le contenu dans la soirée au moment où la douleur reparaîtrait.

A la consultation du lendemain, la malade nous apprit que le moyen avait réussi. Sentant venir la douleur, elle avait eu recours à la fiole;

alors elle n'avait pas tardé à éprouver comme un moment d'absence (sans doute un court sommeil), après quoi elle avait constaté la disparition de toute gêne épigastrique.

Ce second jour l'action magnétique, soit directe, soit indirecte, eut le même succès.

Mais un pareil traitement nécessitant une visite chaque jour, pour une maladie sans gravité, dépasse vite la proportion des sacrifices à demander au malade. Aussi, dès le troisième jour, voyant que l'apaisement rapide de la douleur n'était nullement un signe de guérison définitive, nous pensâmes qu'il était de notre devoir de changer de méthode, pour dispenser la malade de soins aussi répétés. Nous lui recommandâmes alors simplement de combattre ses douleurs de gastralgie au moyen de quelques granules de strychnine : deux tous les quarts d'heure jusqu'à effet. Nous sûmes plus tard que ce moyen n'avait pas été moins efficace que l'action magnétique, et qu'au bout de quelques jours la gastralgie n'avait plus reparu.

Voici un autre cas où l'action magnétique fut en quelque sorte inconsciente de notre part, et donna lieu à une véritable scène de prestidigitation. Il s'agissait d'une dame de trente-cinq ans, que nous avions l'occasion de soigner de temps en temps depuis plusieurs années, une névropathe chez laquelle on n'avait jamais essayé l'influence magnétique. Un jour elle nous consultait pour une névralgie siégeant principalement dans la région du flanc *gauche*. Comme elle n'indiquait pas très bien le point précis de la douleur, nous tendîmes la main *droite* vers elle et, désignant l'hypochondre, nous lui demandâmes :

— « Est-ce là ?

— « Non, répondit-elle, ici », et elle montrait une place un peu plus bas.

Abaissant nous-même la main, nous questionnâmes de nouveau :

— « C'est donc ici ?

— « Non, reprit-elle, plus bas.

— « Ici ?

— « Non : plus bas encore. »

Nous étions au niveau de la cuisse, et notre main, en continuant de s'abaisser, fit sortir la douleur par le pied ; la malade en fut quitte pour ce jour-là. L'exorcisme avait duré moins de temps que nous n'en mettons à le raconter.

Ce qui est intéressant à savoir ici, c'est que cette malade, extraordinairement sensible à l'action des médicaments, venait facilement à bout de ses malaises névropathiques quand elle consentait à les traiter. La visite à faire dans le cabinet du médecin était certainement pour elle un fréquent obstacle ; et si nous l'avons souvent soulagée, c'est que la cure pouvait se faire à distance, sans dérangement, et avec quelques simples granules. L'hydro-ferro-cyanate de quinine au milligramme, si peu pris au sérieux par beaucoup de nos confrères, fait merveille chez cette personne ; un granule tous les quarts d'heure est pour elle une forte dose, qui calme presque toujours rapidement ses douleurs névralgiques. Et même, quand le nombre de granules vient à dépasser sept ou huit, il se manifeste de l'intolérance sous forme de vertiges, et de titubation.

Cas chroniques. — Les magnétiseurs de profession citent avec orgueil de beaux succès obtenus dans des états graves et difficiles. Nous n'y contredisons pas ; mais quand on constate la somme de temps et de sacrifices que ces résultats exigent, on estime qu'il est heureux pour les malades que la thérapeutique ne soit pas réduite aux seules ressources de cet ordre. Nous ne citerons qu'un exemple, et nous le tirerons précisément de la pratique d'un des plus fougueux spécialistes. C'est un de ceux-là qui traitent la médecine en petite fille, parce qu'ils l'exercent sans l'avoir étudiée; il leur semble que du moment où, eux profanes, peuvent réaliser quelques cures, toute la science qui leur est étrangère, n'a plus de raison d'être.

« La médecine est-elle une science? » tel est le titre de la brochure où notre homme savoure ses succès avec une satisfaction, à laquelle il parait trop tenir pour que nous cherchions à la lui enlever. Mais il voudra bien nous accorder aussi qu'il n'est pas nécessaire de sacrifier à ses petits triomphes, l'édifice médical, que des siècles ont formé, et que des siècles attendent.

Il s'agissait d'une entorse datant de deux ans chez un adulte. Le malade « était obligé de porter une chaussure faite exprès pour son pied, et s'appuyait sur son bâton ». Telle est la description que l'auteur nous donne de la lésion : c'était, dit-il, « une entorse invétérée ».

Et voici ce qu'il nous apprend : « Je laissai de côté, raconte-t-il, toute distraction, toute affaire, pour m'absorber entièrement dans une cure à laquelle j'attachais le plus vif intérêt. »

Après de longs efforts méritoires, au bout de

huit mois environ, le malade est enfin guéri. « Il avait fallu, dit l'opérateur, cent quatorze magnétisations pour réduire radicalement cette entorse invétérée. »

Voilà donc un homme, ancien dragon, solide gaillard, qui, mettant en œuvre les ressources du magnétisme « s'absorbe entièrement », suivant son expression, pendant de longs mois dans la cure d'une entorse. Le médecin n'est pas moins dévoué, mais il a d'autres devoirs à remplir; et pour un cas qu'il ne guérit pas et dont on parle, il y en a cent que, par les moyens dont il dispose, il guérit, et dont on ne parle pas. Ces moyens sont ordinairement plus expéditifs et moins pénibles pour le patient aussi bien que pour le médecin. Dans l'affection dont il s'agit, nous pensons que des bandages silicatés successifs, alternant avec des douches de vapeur, eussent amené un résultat non moins satisfaisant.

Cas miraculeux. — Il se produit de temps en temps des guérisons dont on a l'habitude de dire qu'elles tiennent du miracle; cela signifie qu'elles sont pour ainsi dire instantanées et en même temps durables. Toutes les méthodes médicales qui ont quelque valeur, ont eu de ces succès, et le magnétisme qui en compte également, ne doit pas se dissimuler que, dans l'état actuel de sa doctrine, elles sont rares pour lui comme pour tout le monde.

Le miracle se produit toutes les fois que le cas comporte une indication précise, et que cette indication peut être remplie. Il dépend donc de la nature de la maladie autant que de la médication. Voici un des plus remarquables qu'il nous ait été donné d'observer, il est dû non au magnétisme, mais à un humble alcaloïde, à l'hyosciamine.

Un de nos confrère du Nord de la France nous avait demandé de soigner sa femme atteinte de vomissements incoercibles, qui duraient depuis environ neuf mois. Cette dame vint passer quinze jours à Paris, afin de nous donner toute facilité d'instituer le traitement dosimétrique. Agée de trente-huit ans, grande et forte, elle n'était plus qu'un squelette; malgré des soins de toutes sortes, les vomissements n'avaient depuis neuf mois cessé de se produire après chaque repas, avec une régularité qui finissait par prendre l'allure d'un arrêt de mort. Il n'y avait pas de grossesse, et l'on ne pouvait savoir de prime abord s'il s'agissait d'un cancer.

La première fois que nous vîmes cette ma
lade, il était deux heures du soir; elle ava
légèrement déjeuné à midi, et, quelques instant
plus tard, elle avait rendu le déjeuner. Il e
était ainsi chaque fois qu'elle prenait un alimer
quelconque, et les vomissements une fois com
mencés duraient pendant plusieurs heures
Calmer tout d'abord l'accident était donc l'ind
cation urgente; nous conseillâmes à la malad
de prendre un granule d'hyosciamine toutes le
deux heures jusqu'à ce qu'elle cessât de vomi
et nous la priâmes de commencer immédiate
ment.

Un premier granule d'hyosciamine fut don
absorbé séance tenante. Un quart d'heur
auparavant la malade avait vomi; ce vomisse
ment-là fut le dernier : on peut dire qu'elle fu
guérie après le premier granule d'hyosciamine
Elle continua néanmoins de prendre quatre o
cinq granules d'hyosciamine par jour, ainsi qu
divers agents reconstituants. Comme la nourr
ture était tolérée, les forces revinrent avec un
rapidité étonnante; et une semaine ne s'était pa
écoulée, que la malade pouvait cesser l'hyoscia
mine, mangeait de grand appétit, était en
graissée et se rappelait à peine sa longue e
torturante maladie.

Dans les diverses catégories d'affections dont nous venons de parler, nous ne voyons donc pas la nécessité des procédés magnétiques ; la matière médicale est non moins efficace, et elle est plus expéditive. Il faut, par conséquent, laisser les longues et laborieuses séances, avec tous les sacrifices qu'elles entraînent, à ceux qui ne peuvent mieux faire.

Du reste, en se plaçant au point de vue huma nitaire, qui est celui des magnétiseurs, nous ne devons pas oublier que, contre les maladies chroniques, la grande guerre se fait par les mesures d'hygiène. C'est à les prévenir qu'il faut viser ; les guérir ne sera jamais en réalité qu'un pis-aller.

Maladies aiguës. — Le magnétisme tel qu'il est manié aujourd'hui par ses adeptes, est peu efficace contre les maladies aiguës. Avec des efforts souvent très longs et très pénibles, on produit du soulagement et l'on peut aider ainsi la nature à reprendre le dessus ; mais, pour le médecin, s'acharner ainsi contre les maladies graves, c'est littéralement lâcher la proie pour l'ombre. A la méthode défervescente dosimétrique appartient ici la mission de transformer partout la médecine et de réduire à un faible minimum les statistiques de la mortalité.

La défervescence peut être aidée dans l'occa-sion par des passes dégageantes, qui favorise la dissémination de l'atmosphère morbide agissent à la façon des frictions générales ou d lotions.

Maladies spasmodiques. — Il faut arriver cette catégorie particulière de maladies po trouver le territoire vrai du magnétisme. I nous pouvons lui demander de réels services, nous les donnera; mais nous ne devons p oublier que le magnétisme, comme tous l autres moyens de mettre en œuvre les forces la nature, doit être bien dirigé, et qu'entre d mains inhabiles et imprudentes, il ne peut êt capable que de nuire.

Les maladies spasmodiques pures, dont type est l'hystérie, sont encore peu connue Leurs causes sont obscures; leurs symptôm plus souvent subjectifs qu'objectifs, ne sont p déterminés suivant leur valeur exacte; enfi dans cette vaste classe de maladies qui s'éter depuis la syncope jusqu'à certaines formes c la folie, il y aurait des catégories bien distinct à établir. Nous devons espérer que les étud nombreuses dont elles sont l'objet en ce mome dans divers pays dissiperont, d'ici peu, une partie de l'obscurité qui les enveloppe.

C'est à quelques-unes de ces affections que la thérapeutique magnétique convient spécialement.

D'une façon générale, nous pourrions dire que le magnétisme *est l'alcaloïde du spasme*. Le médecin peut l'employer utilement dans tous les états pathologiques qui sont franchement spasmodiques ou qui peuvent le devenir.

Mais y a-t-il un état pathologique spécial, où la thérapeutique magnétique, telle que nous pouvons nous en servir, est réellement héroïque. Oui, cet état existe, et il n'est même pas très rare, c'est le somnambulisme pathologique. Cette affection comprend la plupart des hallucinations, et c'est là que le magnétisme triomphe. Là on peut voir parfois le patient guéri en une seule séance; et cette maladie touche ainsi deux fois au merveilleux, par sa nature et par son remède. Le plus souvent, toutefois, la guérison exige de la part de l'opérateur une action prolongée et soutenue.

Un fait nous servira d'exemple et nous rappellera en même temps qu'il ne faut demander au magnétisme que ce qu'il veut donner. C'est le

cas d'une malade du docteur Voisin, à la Sa
pétrière. Cette malade était violemment trou
blée par des hallucinations de la vue et de l'ouïe
Elle croyait voir et entendre son père mort ; e
comme celui-ci l'engageait à venir le rejoindre
la malheureuse était attirée rapidement vers l
suicide. Le docteur Voisin réussit assez facile
ment à la guérir de ces dangereuses hallucina
tions par l'action magnétique suggestive. Mai
il essaya vainement de faire disparaître par l
même moyen une simple céphalalgie et un ma
de dents causé par la carie d'une molaire.

L'affection sur laquelle s'exercent de préfé
rence les magnétiseurs, c'est l'hystérie com
mune : on la trouve à chaque pas, et nou
pourrions même dire qu'au besoin on la fai
naître. Ici, il faut être beaucoup plus réservé
car non seulement la guérison est plus difficil
et plus incertaine, mais surtout l'abus du remèd
est plus à craindre.

Il y a quelques états hystériques légers qu
guérissent assez facilement par des séance
calmes et régulières ; mais souvent la malad
échappe à l'action de l'opérateur, ou bien aprè
une guérison apparente, elle est reprise par se
accidents. Parfois même la patiente devient un

révoltée et tyrannise à son tour le magnétiseur.

Le médecin n'a donc avantage à aborder le traitement d'une hystérique par le magnétisme, que s'il est déjà très exercé dans cette spécialité, et aussi quand il a le loisir de consacrer à la malade ou au malade, une large part de temps et de forces. Le mieux, dans tous les cas, est de soutenir le traitement magnétique par des moyens empruntés aux autres méthodes, et spécialement par les agents excito-moteurs.

Divertissements magnétiques. — Le magnétisme se présente à nous aujourd'hui sous plusieurs faces. Nous venons de passer rapidement en revue son rôle thérapeutique; mais ce rôle n'est pas le seul; et nous le voyons de jour en jour s'étendre sous la forme de divertissements publics et privés. Ici la pente est très dangereuse pour la santé, aussi bien physique que morale, de ceux qui goûtent à ce fruit tentateur.

On nous dit qu'il s'agit de la vulgarisation d'une science humanitaire et que son extension ne saurait être limitée.

Nous voulons aussi le progrès de la science,

mais nous voudrions voir restreindre autant que possible le nombre de ses victimes. Ne sont-ils pas trop souvent victimes, ces innombrables *sujets* qu'on exhibe de toutes parts, sans précautions pour leur sensitivité et sans souci de leur lendemain ?

Tel opérateur dont le but est d'être *brillant*, et d'acquérir la réputation de *fascinateur*, violente ses patients volontaires et inconscients. Tel autre, à force de suggestionner le vol, risque l'avenir de ses collaborateurs, nous allions dire de ses esclaves.

Les expériences pures ne demandent pas moins de précautions que les manœuvres thérapeutiques, quand on veut que la santé du sujet soit sûrement sauvegardée. Pour être certain de ne pas nuire, il faut endormir et réveiller lentement, et surtout dégager avec soin organe par organe, autant qu'il est nécessaire. On peut le dire, et il faut qu'on le sache : la brutalité chez l'opérateur amène l'abêtissement chez le sujet.

C'est là sans doute ce qui a fait dire au docteur Ochorowitz, qui est cependant un des plus chauds partisans du magnétisme : « Il est temps, après avoir abruti un certain nombre d'hystériques par le magnétisme, de leur rendre la santé par le même moyen. »

Mais est-ce bien de vulgarisation scientifique qu'il s'agit, dans ces réunions mondaines ou payantes, dans ces théâtres consacrés à de véritables représentations quotidiennes des singularités magnétiques? Nous voulons le croire; mais ne pouvons nous empêcher de songer, devant ces foules frémissantes de curiosité, au fameux vers de Préault, qu'on peut certainement parodier ainsi :

Tout homme a dans son corps l'hystéry qui sommeille.

Nul ne peut nier que les exhibitions magnétique à outrance sont un danger pour le public spécial qu'elles forment autour d'elles, et qu'elles réussissent à passionner. Il y a là une déviation de l'enseignement, qui deviendra fâcheuse pour la science magnétique elle-même.

De l'expérience pure à la soif des phénomènes, il n'y a qu'un pas; et nous avons trop d'exemples terribles dans le passé de la contagion des forces déréglées de la nature, et de leur prise de possession sur des multitudes compactes d'individus, pour n'être pas avertis. Gare aux futurs convulsionnaires de Saint-Médard !

Il y a déjà vingt-cinq ans qu'un auteur, homme de progrès par excellence, esprit prime-sautier et célèbre par sa verve de bon sens, lançait à ses contemporains cette boutade :

« Narcotisme, magnétisme, voilà les grands poisons que la civilisation moderne apprête, pour recommencer à crétiniser l'espèce humaine ! »

Tel est le magnétisme considéré comme un divertissement ; Louis Lucas l'a bien défini : c'est un narcotisme.

La suggestion. — Rien ne permet mieux que la suggestion de porter un jugement sur la vulgarisation irréfléchie du magnétisme. C'est le procédé sur lequel aujourd'hui on s'efforce le plus d'attirer l'attention, et c'est à coup sûr celui qui devrait être le plus soigneusement réservé aux seuls opérateurs. La suggestion est le dernier degré de la passivité d'un être humain vis-à-vis de son semblable. Cet effroyable absolutisme d'un homme sur un autre dit tout, et montre qu'on ne saurait faire un jeu de la suggestion, et qu'elle doit être réservée à la seule action thérapeutique.

Chez un opérateur bienveillant, qui cherche à guérir un malade, la suggestion est instinctive ;

c'est une des formes que prend naturellement sa volonté pour arriver à son but. Mais c'est une grande naïveté de croire que la description du procédé date de nos jours.

La suggestion est l'âme même du magnétisme, et elle a été enseignée de tous temps comme toutes les autres pratiques du même ordre. Dans Van Helmont, par exemple, comme dans bien d'autres auteurs, elle est très clairement exposée.

Au temps où florissait la sorcellerie, elle a fait bien souvent parler d'elle, et aussi publiquement même qu'aujourd'hui ; mais l'histoire spéciale que l'on pourrait en faire, serait plus lugubre que moralisatrice. Voici, entre mille, un des faits de cette histoire : c'est à la suggestion que les savants de l'époque attribuent la guerre inopinée, déclarée par le roi Jacques IV d'Écosse, à son beau-frère le roi Henri VIII d'Angleterre. Ce fut une diversion utile à la France, au moins momentanément ; mais à Jacques IV elle coûta la vie, et à l'Écosse l'indépendance.

Nos magnétiseurs contemporains ont toujours fait usage de ce moyen pour leurs cures quand il y avait lieu ; mais ils se gardaient avec soin de le crier aux quatre coins de la publicité.

Cette discrétion et cette réserve s'imposaient à leurs yeux pour la bonne renommée et la sécucurité du magnétisme. Les nouveaux magnétiseurs officiels des facultés de médecine auraient, ce nous semble, fait véritablement œuvre de savants en imitant leur exemple.

La foi thérapeutique. — Est-ce à dire que cette grande force de l'homme, la volonté, ne soit mise en œuvre au profit du malade que dans la thérapeutique magnétique ?

La volonté vient des mêmes hautes régions de la personnalité humaine que la foi ; à l'œuvre elles sont identiques ; car, suivant l'expression d'un profond philosophe : « La volonté qui va résolument devant soi est la foi. »

En thérapeutique, la foi n'est donc autre chose pour le médecin que le sentiment de sa propre force ; et ce sentiment c'est notre trésor à nous tous médecins dosimètres. La méthode thérapeutique dont nous avons fait l'épreuve nous-mêmes depuis des années nous a donné cette force d'action spéciale. Ces moyens pratiques dont les résultats ont illuminé notre esprit, en semant la vie et la santé tout autour de nous, nous ont donné par surcroit la fermeté, l'activité et la décision.

C'est ainsi que tel médicament, inutile ou dangereux, entre des mains indifférentes, devient l'instrument des plus beaux succès quand la main est guidée par cette force supérieure qui est la foi.

Pour notre compte, nous sommes glorieux de la superbe confiance, qui nous pénètre toujours en présence d'un malade, quand les circonstances nous permettent de le traiter avec les ressources intégrales de la thérapeutique dosimétrique.

Dernièrement nous étions mandé en toute hâte au fond de la province pour un état des plus graves. Jamais jusqu'alors nous n'avions aussi bien senti jusqu'à quel point pouvait aller notre confiance et notre foi dans une thérapeutique éprouvée, car le malade nous touchait de très près, et cependant nous sommes parti sans inquiétude !

Il s'agissait d'une pneumonie qui empirait chaque jour depuis une semaine ; la maladie, développée sous une influence grippeuse, s'accompagnait de quintes incessantes de toux, qui épuisaient le malade en ne lui laissant de repos ni le jour ni la nuit. Depuis plusieurs jours aucun aliment n'avait été pris, et le pronostic s'assombrissait d'heure en heure.

Mais dès que la médication défervescente fut mise en œuvre, en quelques heures la scène changea. Dès le milieu de la première journée, le malade pouvait commencer à se nourrir ; vers six heures du soir, la température tombait pendant quelques instants. La médication fut continuée la nuit ; le lendemain, il était permis déjà de ne plus garder d'inquiétude sur l'issue de la maladie. Le troisième jour, le malade se levait et quittait sa chambre pour aller s'asseoir à la table de famille.

De tels résultats ne sont-ils pas presque un idéal en thérapeutique ? Étant donnés nos faibles moyens humains, nous croyons, quant à nous, qu'avant d'ambitionner de plus grands succès, nous avons d'abord un bien immense à faire en multipliant ceux-là.

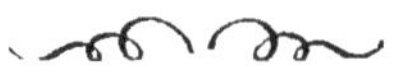

Paris. — Imprimerie Nouvelle (association ouvrière), 11, rue Cadet.
R. Barré, directeur. — 909-8.

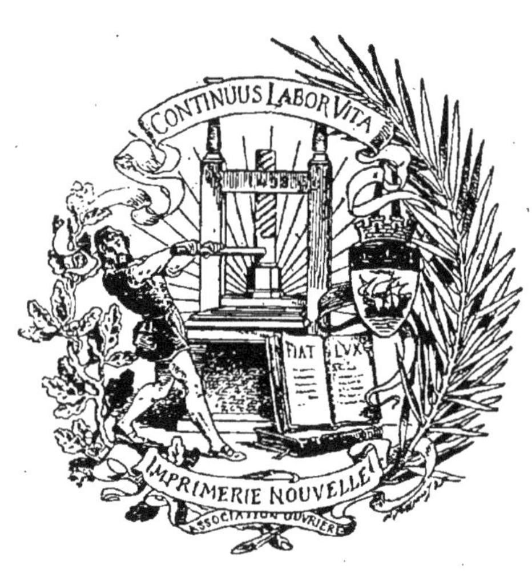
CONTINUUS LABOR VITA
FIAT LUX
IMPRIMERIE NOUVELLE
ASSOCIATION OUVRIÈRE

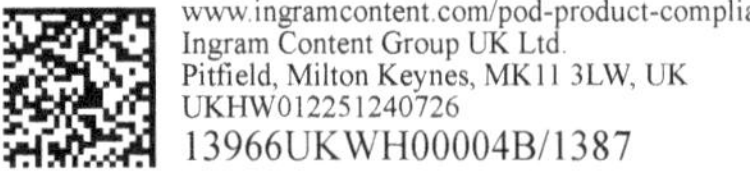
www.ingramcontent.com/pod-product-compliance
Ingram Content Group UK Ltd.
Pitfield, Milton Keynes, MK11 3LW, UK
UKHW012251240726
13966UKWH00004B/1387

9 782011 750082